OBSERVATIONS

DE FOETUS HUMAINS

MONSTRUEUX

ACÉPHALE ET PSEUDENCÉPHALE,

Par le docteur E.-F. Maurice.

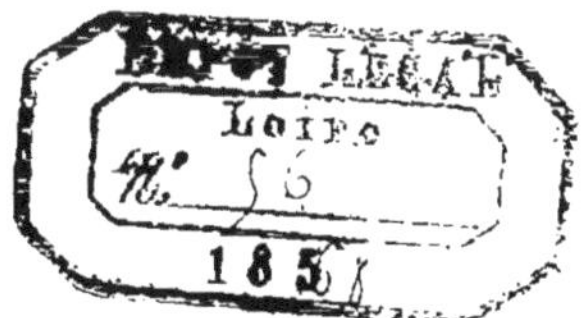

SAINT-ETIENNE,
Imprimerie et lithographie de J. Pichon, rue Brossard, 9.
1868.

NOTE

SUR UN FŒTUS HUMAIN MONSTRUEUX

DE LA FAMILLE DES ACEPHALIENS

Et du genre Coccycéphale.

Le 18 septembre 1866, le docteur Duchêne, de Firminy, me remit, pour l'examiner, un produit fœtal tellement monstrueux et informe, qu'à première vue on n'y distinguait rien autre chose qu'une masse charnue plus ou moins sphéroïdale, dont il était impossible de dire ni la nature ni la provenance.

Il me dit que cette masse informe avait été rendue par une femme accouchée au septième mois de sa grossesse. Son expulsion avait eu lieu immédiatement après la naissance d'un enfant bien conformé. A la suite, était venu le placenta qu'il m'apportait également à examiner.

Voici la description du monstre:

L'ensemble représente, comme je l'ai déjà dit, une masse plus ou moins sphéroïdale de vingt et quelques centimètres de diamètre, s'applatissant sur la table qui la supporte comme une outre incomplétement pleine de liquide. C'est qu'effectivement, elle est constituée en grande partie par du tissu cellulaire infiltré de sérosité, contenu dans une enveloppe générale de tissu cutané.

Sur un point déchiré de la circonférence, on voit sortir une pointe de colonne vertébrale ou extrémité coccygienne à laquelle étaient adhérents par l'intermédiaire d'os brisés, irréguliers, dans lesquels on peut reconnaître les vestiges d'un bassin, deux membres abdominaux qui ont été arrachés pendant l'accouchement.

Dans ces membres, on distingue parfaitement une cuisse avec un fémur, une jambe avec tibia et péronné, et, enfin, un pied un peu difforme, avec quatre orteils.

La déchirure produite par l'arrachement des membres abdominaux, ne m'a pas permis de constater l'existence ou la non-existence des organes génitaux, de la vessie et de l'anus.

A un point tout-à-fait opposé de la masse, se voit l'orifice d'un canal pouvant admettre l'extrémité du petit doigt. Tout au bord de cet orifice, pend un fragment d'os qui a été brisé et qui peut être regardé comme un débris d'une branche de maxillaire inférieur. De chaque côté de cette ouverture, à un centimètre et demi de distance et symétriquement placés, se voient deux replis ressemblant à deux lobules d'oreilles. A deux autres points opposés de la masse sphéroïdale, à égale distance de l'insertion des extrémités abdominales et de l'ouverture opposée qui vient d'être mentionnée, et qu'on peut appeler si on veut buccale, se voient deux petits appendices informes de 2 ou 3 centimètres, qu'on peut considérer comme des extrémités thoraciques ou moignons de mains.

La masse charnue incisée dans divers points, laisse apparaître un assez grand nombre de cavités kystiformes, pleines de sérosité jaune-citrine, variant du volume d'une noisette à celui d'une grosse noix.

En enlevant avec la peau toute cette masse de tissu cellulaire sous-jacente, hypertrophiée, on découvre, noyée dans son milieu, une forme fœtale qui n'a plus rien de tout-à-fait extraordinaire. La colonne vertébrale est complète depuis le coccys jusqu'à l'atlas. Le canal rachidien ouvert, laisse voir une moelle nerveuse un peu diffluente, recouverte de ses membranes habituelles.

La région dorsale est munie de chaque côté d'une rangée de onze côtes imparfaites. Enfin, l'atlas est surmonté d'os crâniens formant une tête évidente. Un peu au-dessus de l'extrémité pelvienne, en avant de la colonne vertébrale, se voient à nu des organes manifestement abdominaux, savoir : 1° un tube intestinal formant des circonvolutions abdominales de 15 à

20 centimètres de développement, plein d'une matière blanchâtre, épaissie, probablement de nature muqueuse, et terminé à ses deux extrémités en cœcum; 2° deux reins bien conformés, à leur place habituelle. Mais il n'y a aucune trace de foie, ni de rate, ni d'estomac. La cavité thoracique manque complétement ainsi que les organes qu'elle abrite; aucune trace de diaphragme, de poumon ou de cœur. Tout cela est remplacé par du tissu cellulo-fibreux, infiltré de sérosité.

Les appendices que nous avons caractérisés ci-dessus par l'épithète de thoraciques, représentent effectivement les membres thoraciques. Des os longs, irréguliers qui leur succèdent, vont aboutir aux côtés du rudiment de la cage osseuse thoracique.

Le groupe d'os qui représente l'extrémité céphalique, forme une cavité encéphalique qui, entr'ouverte, présente des méninges épaisses de 3 à 4 millimètres, et, à leur intérieur, une petite masse nerveuse diffluente représentant l'encéphale. Les os crâniens sont très-avancés en ossification, et leur soudure à la voûte est déjà complète. Une saillie osseuse, prolongeant la base du crâne en forme de museau, représente les os de la face. C'est précisément à l'extrémité de ce museau et à la face palatine que correspondait l'orifice du canal signalé au début de cette description, de sorte qu'il est évident que cet orifice n'est autre que la bouche. Un appendice osseux brisé, attenant au bord de cette ouverture, représente manifestement, comme je l'ai déjà dit, une branche de maxillaire inférieur très-développé. Le canal qui correspond à cet orifice, se termine en cul de sac à quelques centimètres de profondeur. Au devant de ce canal, se remarque, attenant à des cartilages ossifiés, deux glandes qui me semblent être des glandes thyroïdes.

La circulation chez ce monstre se faisait par deux troncs principaux longeant la face antérieure de la colonne vertébrale, l'un artériel, l'autre veineux. Le point le plus développé de ces deux troncs, correspond à la région abdominale, là où devait s'insérer le cordon ombilical déchiré. A partir de ce point, les deux troncs allaient en diminuant et se ramifiant, tout en montant le long de la colonne vertébrale. Je les ai suivis assez loin pour avoir acquis la certitude complète de l'absence totale de cœur.

Le placenta ayant très-heureusement été soumis à mon examen, j'ai pu y faire une constatation d'une haute importance au point de vue physiologique. J'y ai reconnu parfaitement la naissance de deux cordons, l'un petit, l'autre beaucoup plus gros, tous les deux composés d'une artère et d'une veine. Cette naissance avait lieu sur le même point du placenta ; et, en suivant de l'œil l'artère et la veine du petit cordon, j'ai vu très-nettement ces vaisseaux s'anastomoser, immédiatement après leur insertion au placenta, avec l'artère et la veine du gros cordon, et ces anastomoses constituaient les racines principales du petit cordon. De là, il faut conclure que la circulation chez le fœtus monstrueux privé de cœur, se faisait par le cœur du fœtus normal.

REFLEXIONS.

La famille tératologique à laquelle appartient le monstre que nous venons de décrire, est facile à déterminer ; l'absence de cœur et l'absence de tête apparente, ne permettent pas d'hésiter à cet égard. Un monstre de cette espèce ne pouvant vivre que de la vie intra-utérine, doit être évidemment classé dans l'ordre des *Omphalosites* (de *omphalos* ombilic et *sitos* nourriture) et dans la famille des Acéphaliens (de *acephalos* manquant de tête) de Isidore Geoffroy Saint-Hilaire. Mais si on veut pousser plus loin la détermination et donner un nom générique, l'embarras commence. L'illustre auteur du Traité de Tératologie que nous venons de nommer, divise les Acéphaliens en trois genres auxquels il assigne les caractères suivants:

G. I. Acéphale. Corps mal symétrique, irrégulier, mais ayant ses diverses régions bien distinctes; thorax existant complétement ou presque complétement et portant les membres thoraciques ou au moins l'un d'eux.

G. II. Péracéphale (de *péra* au delà). Corps mal symétrique, irrégulier, ayant ses diverses régions bien distinctes ; point de membres thoraciques.

G. III. Mylacéphale (de *mylé* môle). Corps non symétrique, très-irrégulier, informe, ayant ses diverses régions peu au point distinctes ; membres très-imparfaits, rudimentaires ou presque nuls.

L'aspect extérieur de notre Acéphalien tendrait d'abord à le faire rapprocher des Mylacéphales ; mais l'existence des membres abdominaux assez bien conformés et, surtout, la structure intérieure beaucoup plus parfaite que chez les Mylacéphales, ne permet pas de s'arrêter à cette première détermination. En effet, dans cette masse charnue sphéroïdale, nous avons trouvé un squelette presque complet ; un bassin, un thorax, une colonne vertébrale entière surmontée d'une véritable boîte crânienne. De sorte que, sous ce rapport, notre monstre devrait être reporté presque au delà des Péracéphales et même des Acéphales. Toutefois l'imperfection générale des viscères ne permet pas de l'éloigner des acéphaliens, au milieu des quels il représente un type intermédiaire entre les Mylacéphales et les Péracéphales. Autant que j'ai pu en juger par ce que dit Geoffroy St-Hilaire dans son Traité de Tératologie, un individu dont Béclard a figuré, d'après le docteur Garnier, la forme extérieure et le squelette, rentrerait dans ce même type.

Ce dernier sujet avait même servi de type à un genre indiqué par Geoffroy Saint-Hilaire père, sous le nom de *Coccycéphale* et rejeté par Geoffroy Saint-Hilaire fils (1), à cause, dit-il, de l'impossibilité d'assigner aux Coccycéphales des caractères extérieurs distinctifs. Mais cet auteur a la précaution d'ajouter : « Lorsque de nouveaux cas se présenteront à l'observation, et pourront être étudiés d'une manière complète, on découvrira peut-être des modifications extérieures qui, liées à l'existence de quelques rudiments sous-cutanés du crâne, permettront de caractériser et d'admettre le genre Coccycéphale. » Le cas nouveau dont je viens de donner la description, me semble, si je ne m'abuse, parfaitement suffisant pour justifier maintenant l'admission parmi les Acéphaliens du genre *Coccycéphale*. Les caractères qu'on peut assigner à ce genre, sont les suivants : Genre *Coccycéphale,* corps mal symétrique, irrégulier, où l'on ne reconnaît nettement que les extrémités abdominales ; les extrémités supérieures et la tête semblent manquer, quoiqu'elles existent réellement ; elles sont en quelque

(1) Traité de Tératologie, 1836. Page 487.

sorte noyées dans la masse charnue cellulo-séreuse, et ne se reconnaissent à l'extérieur qu'à des saillies plus ou moins irrégulières et informes qui en occupent la place ; la tête se termine par un espèce de bec ressemblant à un coccyx qui se sent sous la peau — à l'extrémité opposée à celle qui porte les membres abdominaux.

J'appelle votre attention sur la communication des vaisseaux des deux cordons; c'est un fait nouveau qui vient s'ajouter à ceux de Clarke, de Spliedt et Claudius, et confirmer les idées émises par les physiologistes modernes sur le mécanisme de la circulation chez les fœtus privés de cœur. Cette circulation longtemps énigmatique, s'explique parfaitement par les anastamoses précitées. Voilà pourquoi un fœtus sans cœur, comme le sont tous les monstres omphalosites, paracéphaliens et acéphaliens, ne se rencontre qu'avec un jumeau normal ; c'est qu'en effet, c'est le cœur de ce dernier qui est chargé de faire circuler le sang dans le fœtus sans cœur. Lancé par le cœur du jumeau, le sang de l'artère ombilicale se partage entre le placenta commun et l'artère ombilicale du monstre ; par ce vaisseau, il arrive au système artériel général, et, par suite, à tous les organes du corps de ce dernier ; le sang veineux, de retour, prend, au contraire, le chemin de la veine ombilicale, et, par l'anastamose, il va se verser dans la veine ombilicale du jumeau ; là, il se mêle à celui qui arrive du placenta, et retourne ainsi au cœur sans avoir passé par le placenta. Cette circulation anormale des monstres sans cœur, comme on en a déjà fait la remarque, peut expliquer en partie le développement incomplet du corps et la prépondérance particulière du tissu cellulaire, ainsi que l'œdème que l'on observe chez un grand nombre d'acéphaliens et sur le sujet de cette observation en particulier. J'ajouterai que le fait constant de la naissance prématurée du jumeau normal, me semble aussi pouvoir trouver son explication dans cette circonstance que sa veine ombilicale, au lieu de lui apporter un sang complétement oxigéné par son passage à travers le placenta, ne lui apporte qu'un sang vicié par le mélange du sang veineux du monstre. Circonstance évidemment anormale, et dont l'action perturbatrice sur l'évolution du fœtus normal, peut facilement se comprendre et être admise.

Il manquerait quelque chose à l'observation de notre Acéphalien, si je ne consignais ici quelques renseignements que le docteur Duchêne a bien voulu recueillir, sur ma demande, relativement aux circonstances de sa naissance.

Sa mère est âgée de 33 ans; mariée à 21 ans, elle a eu cinq grossesses antérieures, toutes simples, suivies d'accouchements très-naturels qui ont donné naissance à autant d'enfants mâles. La dernière grossesse qui a produit le monstre, a présenté cette circonstance à noter que, tout-à-fait à son début, c'est-à-dire quinze jours après les dernières règles, la mère a éprouvé une émotion très-vive et très-pénible à propos d'un de ses enfants; le reste du temps, elle a éprouvé seulement un sentiment plus prononcé de pesanteur.

L'accouchement a eu lieu à sept mois. Le jumeau normal était une petite fille qui, bien que très-bien conformée, n'a vécu que quatorze heures après sa naissance. Le fœtus monstrueux n'est venu que six heures après le jumeau, et il a fallu avoir recours à des tractions pour favoriser son expulsion. — C'est pendant ces manœuvres, que les membres abdominaux ont été arrachés — ainsi que nous l'avons déjà dit.

Le docteur Duchêne m'a encore appris qu'une nouvelle grossesse a commencé depuis le mois de mars 1867.

NOTE

SUR

UN FŒTUS HUMAIN MONSTRUEUX PSEUDENCÉPHALE

Description du monstre; renseignements relatifs à sa naissance; grossesse, accouchement laborieux.

Le 30 mai 1866, j'assistai, dans ses couches, une femme de la Ricamarie, qui donna naissance au monstre que je vais décrire.

Fœtus ayant la grandeur d'un fœtus normal de 6 à 7 mois, du sexe féminin ; la tête dépourvue de crâne et presque réduite à la face, est enfoncée entre les épaules. La face se compose d'une bouche normale, d'un nez camard et de deux gros yeux, que l'absence complète du front fait paraître saillants comme ceux d'une grenouille. La voûte du crâne manque complétement ; la base, seule, existe. Celle-ci est recouverte par une masse charnue, d'un rouge vif, formée de trois lobes irréguliers, ayant chacun le volume et la consistance d'une grosse cerise.

Cette masse charnue est de nature fibro-vasculaire et contient plusieurs cavités kistiformes, pleines de sérosité. Les oreilles placées à peine à un travers de petit doigt au-dessus du sommet des épaules, sont surmontées par des os saillants, horizontaux, vestiges des os de la voûte du crâne, rejetés sur les côtés. Ces os sont recouverts par une peau garnie de cheveux.

La colonne vertébrale ne forme point de canal rachidien. Les lames vertébrales, au lieu de se réunir en arrière pour le constituer, se sont étalées de chaque côté, de sorte que le canal, ouvert dans toute sa longueur jusqu'aux lombes, est remplacé par une gouttière presque plate, recouverte par une membrane d'un rouge vif de sang. A la région cervicale, le rachis est comme plié en deux, en formant une convexité antérieure; c'est là la cause de la brièveté ou plus tôt de l'absence de cou déjà signalée. En soulevant légèrement la membrane rouge qui recouvre la gouttière rachidienne et qui me paraît représenter la piemère, je puis l'inciser dans toute sa longueur et voir qu'en dessous et de chaque côté s'en détachent une série de filets nerveux qui s'engagent dans les trous de conjugaisons. A la région lombaire, ces filets forment un faisceau dans lequel il est facile de reconnaître *la queue de cheval.* En dessous de la membrane rouge, on voit la duremère tapissant immédiatement la gouttière à laquelle elle adhère. De chaque côté, la peau s'arrête au niveau des bords de la gouttière osseuse où elle se continue avec la membrane rouge ci-dessus décrite.

Tout le reste du corps est normalement conformé, sauf que les deux pieds sont affectés d'une déformation constituant une variété de pied-bot d'une espèce tout-à-fait particulière. Ce pied-bot est caractérisé par une flexion du pied à l'union du tarse avec le métatarse, de telle sorte que toute la partie antérieure du pied ou métatarse est relevée en haut, pendant que la partie postérieure ou le tarse a conservé sa position horizontale, normale.

En rapprochant la description qui précède de celle donnée par Isidore Geoffroy-Saint-Hilaire, des monstres pseudencéphaliens, on reconnaît sans hésitation, dans le fœtus décrit, un sujet appartenant à cette catégorie de monstres. La famille des monstres pseudencéphaliens a, en effet, pour caractères essentiels : l'ouverture de la cavité encéphalique et le remplacement de l'encéphale par une tumeur vasculaire formée par les membranes, dernier vestige de l'organe ; conditions organiques complétement réalisées dans notre sujet.

L'illustre tératologue que je viens de nommer, divise les pseudencéphaliens en trois genres ainsi caractérisés :

Premier genre. — NOSENCÉPHALE :

Encéphale remplacé par une tumeur vasculaire; crâne largement ouvert en dessus, mais seulement dans les régions frontale et pariétale; trou occipital distinct; point de fissure spinale.

Deuxième genre. — THLIPSENCÉPHALE :

Encéphale remplacé par une tumeur vasculaire: crâne ouvert en dessus dans les régions frontale, pariétale et occipitale; pas de trou occipital distinct; point de fissure spinale.

Troisième genre. — PSEUDENCÉPHALE :

Encéphale remplacé par une tumeur vasculaire; crâne et canal largement ouverts; point de moelle épinière.

C'est évidemment à ce dernier genre qu'appartient le monstre que j'ai décrit plus haut.

Les monstres pseudencéphaliens, d'après I. Geoffroy-St-Hilaire n'ont encore été observés jusqu'à présent, que dans l'espèce humaine; mais, tandis que les deux premiers genres nosencéphale et thlipsencéphale y sont très-communs, le dernier, pseudencéphale, est assez rare. — Les renseignements, quant aux circonstances de la naissance et de la courte vie de ces derniers monstres, manqueraient presque complétement dans la science, d'après le même auteur. Comme les circonstances m'ont mis en position de recueillir des renseignements propres à combler en partie cette lacune, j'ai pensé que leur publication ne serait peut-être pas sans intérêt. Voici donc ces renseignements :

La mère, âgée de 25 ans environ, nourrissait encore son premier enfant, vers la fin de septembre 1865. La santé de cet enfant lui donnant des inquiétudes, elle était allée, dans le but d'obtenir de quelque saint sa guérison, faire, à pied, un long pélerinage dans une commune voisine, le Chambon-Feugerolles.

En revenant de cette course pénible, soit excès de fatigue ou toute autre cause, elle prit une indigestion et tomba sérieusement malade, ce qui l'obligea à sevrer son enfant. Pendant cette maladie, elle eut de la fièvre, des maux de tête et des points de côtés ; elle resta malade six semaines, c'est-à-dire, jusqu'au commencement de novembre. Elle est devenue enceinte sans que ses règles aient paru ; de sorte qu'il lui est impossible de préciser l'époque du début de sa grossesse. Elle a senti remuer l'enfant, pour la première fois, dans la dernière huitaine de mars, six mois après le sevrage. Depuis cette époque jusqu'au 30 mai suivant, jour de l'accouchement, elle a continué à sentir des mouvements, mais très-rarement ; la veille de l'accouchement, elle en a encore senti. — En calculant, suivant la règle, l'âge de l'enfant d'après la date des premiers mouvements perçus, le fœtus monstrueux aurait compté, au moment de sa naissance, six mois et demi environ de vie intra-utérine: Son développement était effectivement en rapport avec cet âge présumé.

L'accouchement a commencé et continué tout le temps par des douleurs excessivement lentes. Par suite, le col a été très-long à se dilater. La poche des eaux restait tendue, même dans l'intervalle des douleurs. Lorsque je me suis décidé à la percer, il s'est écoulé une quantité d'eau vraiment énorme. Le toucher pratiqué après cette opération, me fit sentir un corps dur, volumineux, informe, présentant en son milieu, une sorte d'excroissance molasse, polypiforme, de la grosseur d'une grosse cerise. Ne reconnaissant dans tout cela aucune partie normale de fœtus, je soupçonnai la présentation d'une extrémité céphalique monstrueuse, ce qui était la vérité.

Lorsque cette tête difforme fut une fois descendue dans le petit bassin, l'accouchement ne fit plus de progrès, bien que les douleurs se soutinssent assez fortes. Après une heure environ de vaine attente, je me décidai à faire l'application du forceps. La tête irrégulière n'étant point assez volumineuse pour remplir l'intervalle des branches du forceps complétement articulées, lorsque je l'eus saisie, j'éprouvai de la difficulté à faire cette articulation, et pour ce motif, je me décidai à faire les tractions sans la compléter. Nonobstant cette circonstance, j'amenai, sans aucune difficulté, le fœtus monstrueux en question ; lequel ne donna aucun signe de vie après sa naissance.

L'opération terminée, je cherchai naturellement à me rendre compte de ce qui avait pu s'opposer à l'expulsion naturelle d'un fœtus aussi petit surmonté d'une tête proportionnellement plus petite encore ; j'ai cru en trouver la cause dans le défaut de souplesse de la colonne vertébrale qui, dans sa partie supérieure, formait effectivement une ligne droite assez peu flexible.

Quant à la délivrance, elle fut assez laborieuse ; le placenta était, à ce qu'il paraît, adhérent. Une hémorrhagie faible, mais continue, persistant malgré l'administration du seigle ergoté ; après une heure de vaine attente, je crus de mon devoir de tenter la délivrance artificielle. Le cordon, trop faible pour supporter des tractions, même ménagées, se rompit ; j'essayai d'introduire la main dans l'utérus pour aller chercher le placenta, mais la matrice, déjà resserrée, ne put permettre une introduction complète. Tout ce que je pus faire, fut d'introduire quelques doigts à l'aide desquels j'amenai un fragment équivalent à la moitié environ de l'arrière-faix. Nonobstant ces tentatives, et, malgré la continuation de l'administration de l'ergot, de l'application de linges trempés dans l'eau froide sur le ventre et des sinapismes vers les parties supérieures du corps, l'hémorrhagie continuait toujours, et l'état de faiblesse, auquel elle avait réduit l'accouchée, m'inspirait déjà une extrême inquiétude; elle finit heureusement par s'arrêter sous l'influence de ces divers remèdes, mais sans que le reste du placenta fut expulsé. Le lendemain matin, trouvant que les coliques utérines s'étaient complétement calmées sans que l'hémorrhagie eût reparu, et le col de l'utérus étant refermé, je jugeai prudent de m'en tenir à l'expectation et de me borner à l'emploi de quelques bouillons pour relever les forces de l'accouchée. L'événement me montra que j'avais agi sagement. En effet, cinq ou six jours après, les douleurs se réveillèrent spontanément, et le reste du placenta fut expulsé sans renouvellement d'hémorrhagie. La malade finit par se rétablir ensuite, quoiqu'un peu lentement.

Saint-Etienne, imprimerie de J. Pichon, rue Brossard, 9.

www.ingramcontent.com/pod-product-compliance
Ingram Content Group UK Ltd.
Pitfield, Milton Keynes, MK11 3LW, UK
UKHW021156230726
13926UKWH00001B/133

9 782014 466164

CAHIERS

DE

Vieux Soldats

de la Révolution et de l'Empire

PUBLIÉS ET ANNOTÉS

PAR

E. GRIDEL

ET

le Capitaine RICHARD

Illustrations de E. GRIDEL

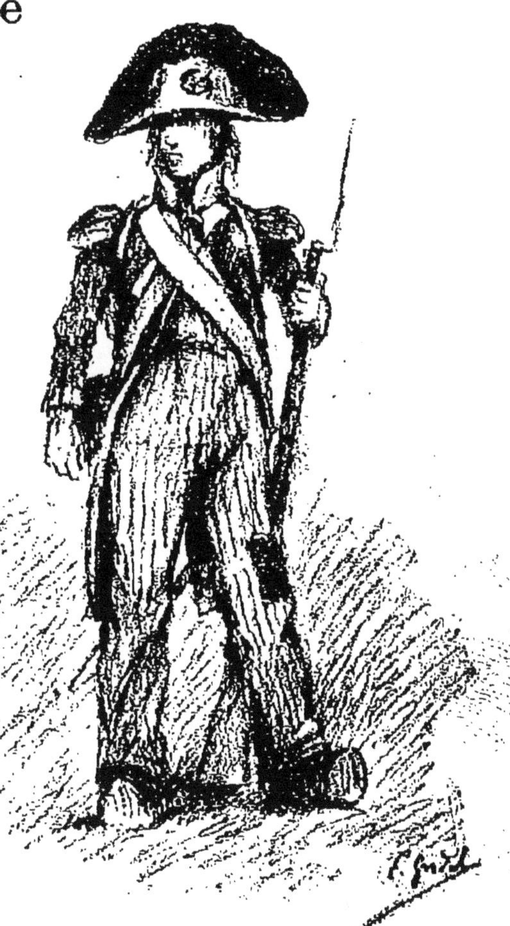

R. CHAPELOT & Cie

30, Rue Dauphine, 30